시니어 우울증 예방·치료를 위한
시멘토 마음건강 워크북 〈3편〉

목차

건강한 수면 습관 들이기	2p	오늘의 옷차림	18p
연꽃 만다라 색칠하기	3p	나의 고향	19p
과일의 가격	4p	표 완성하기	20p
내가 좋아하는 계절	5p	즐거운 요리교실	21p
최근에 만난 사람	6p	그림 완성해 보기	22p
기억하기 1	7p	일상에서 감사한 마음 찾기	23p
기억하기 2	8p	몸이 시원해지는 스트레칭	24p
나만의 나무	9p	초성으로 단어 만들기	25p
노래 따라 부르기	10p	똑같이 그리기	26p
고통을 완화해 주는 지압	11p	나의 일주일 계획표	27p
나만의 버킷리스트 작성하기	12p	시 따라 쓰기	28p
물건의 그림자	13p	규칙 적용하기	29p
토끼와 거북이	14p	칠교놀이	30p
반쪽 그림 그리기	16p	감사 일기	31p
나의 소중한 친구	17p	정답	32p

년   월   일   요일

건강한 수면 습관 들이기

아래의 내용을 읽고 건강한 수면 습관을 들여보세요.

> 적절한 수면은 치매를 예방할 뿐만 아니라,
> 피로 회복에 도움을 주는 행동입니다.
> 건강을 위해 규칙적으로 자보도록 노력해 보세요.

❋ 아래 내용을 참고하여, 건강한 수면 습관을 실천해 보세요.

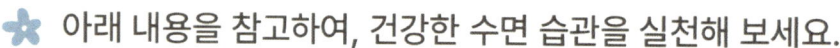

1. 자는 시간과 일어나는 시간을 규칙적으로 하기

2. 낮잠은 15분 이내로 자기

3. 잠자기 전 적당한 수분을 섭취하기

4. 자기 전 누워서 TV나 핸드폰을 보지 않기

❋ 나만의 수면 일지를 작성해 보세요.

	월	화	수	목	금	토	일
취침시간							
기상시간							
수면시간							
잠에서 깬 횟수							

년 월 일 요일

연꽃 만다라 색칠하기

연꽃 만다라를 마음에 드는 색으로 예쁘게 색칠해 보세요.

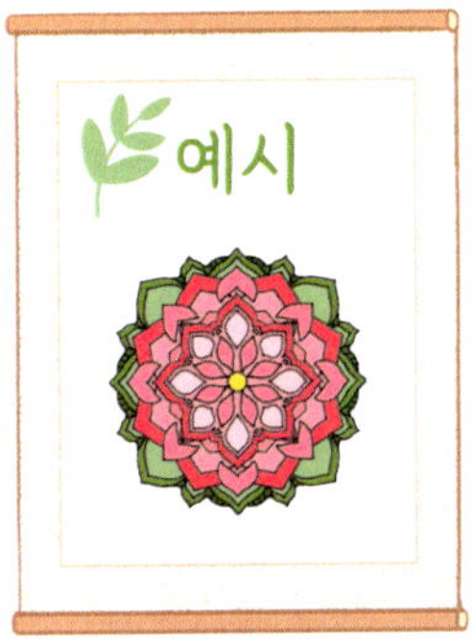

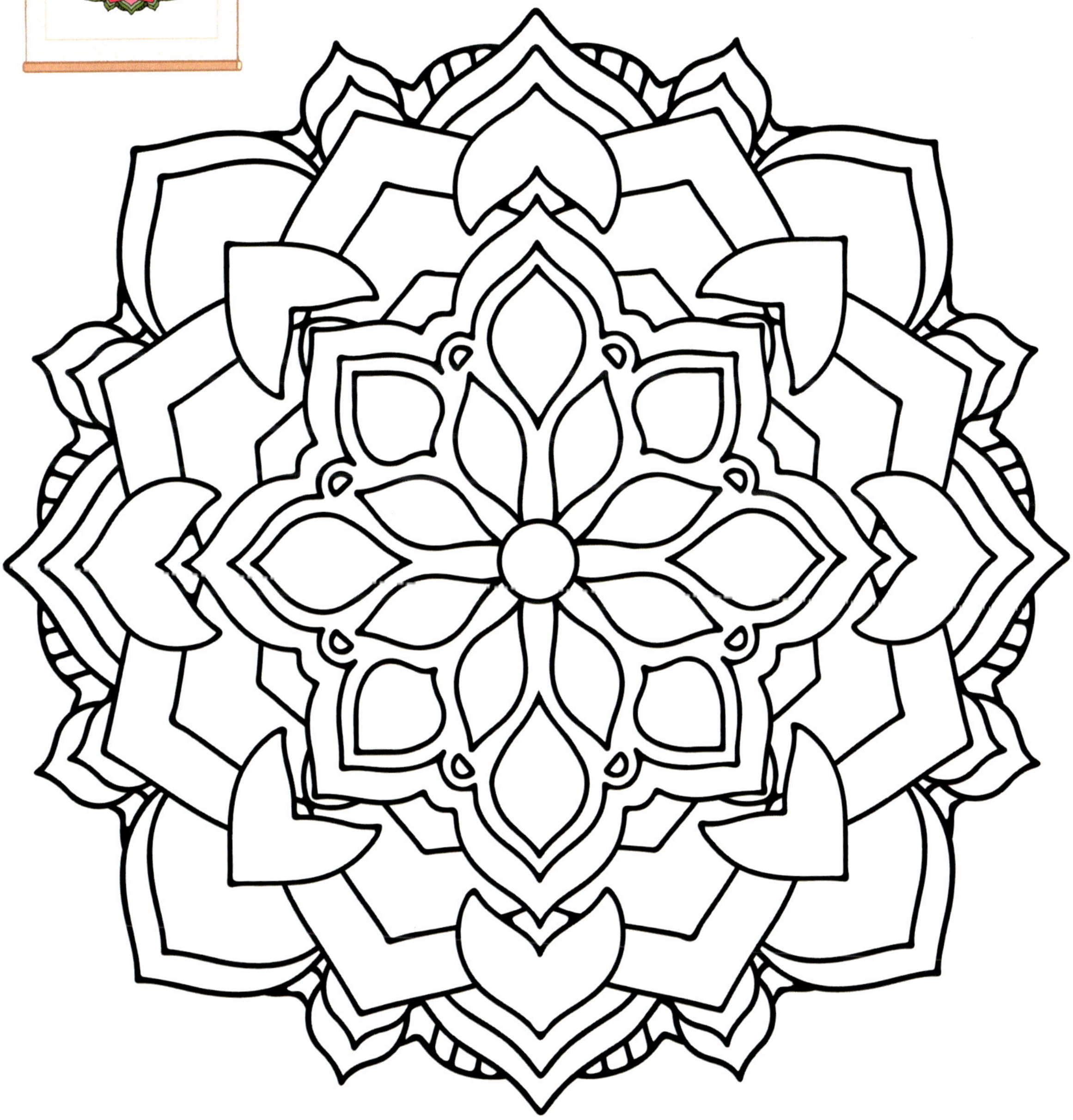

년   월   일   요일

과일의 가격

과일 가격만큼 동전을 색칠해 보세요.

과일	가격
키위	1,500원
딸기	6,000원
포도	3,000원
복숭아	2,000원
바나나	5,500원

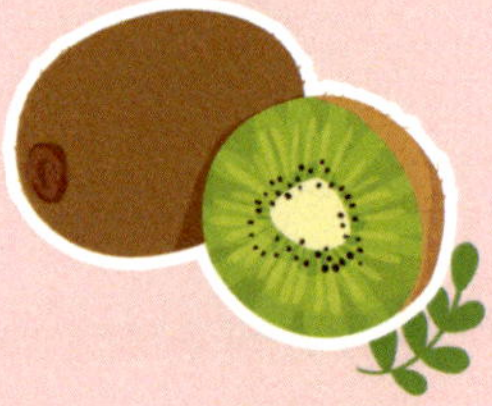

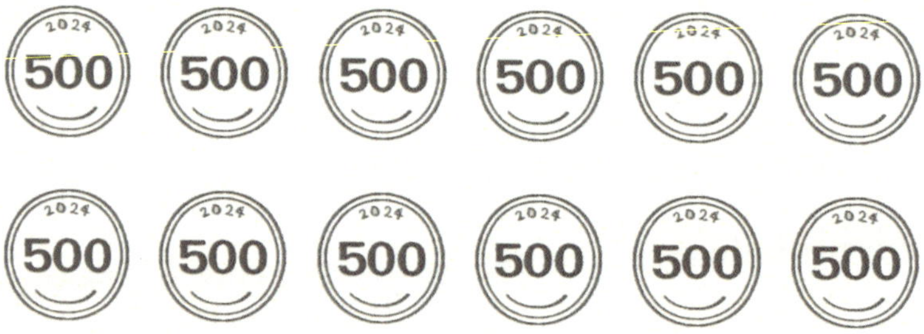

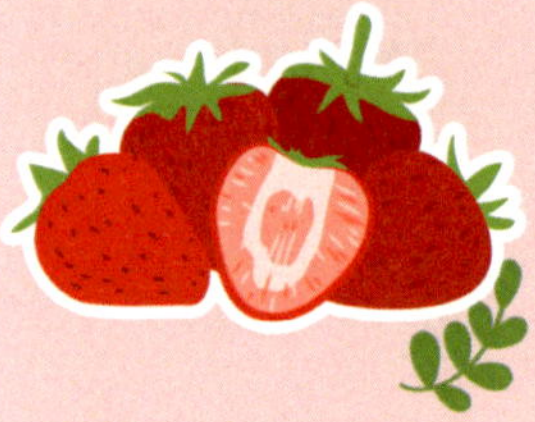

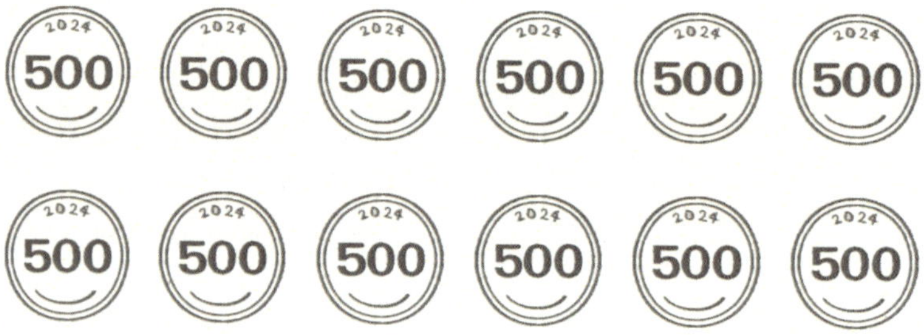

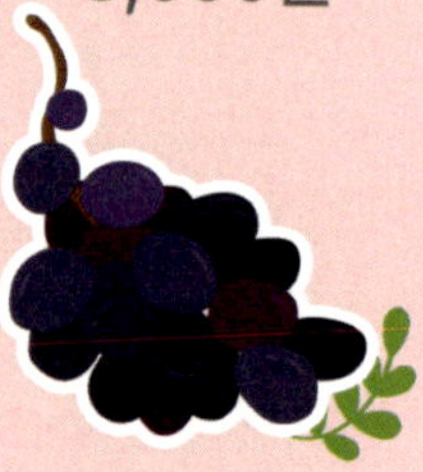

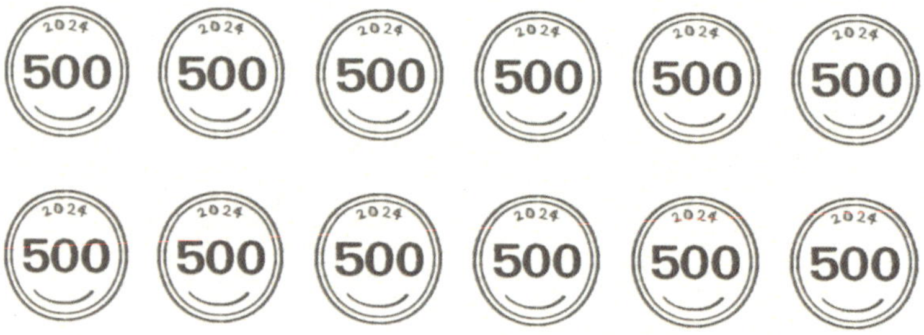

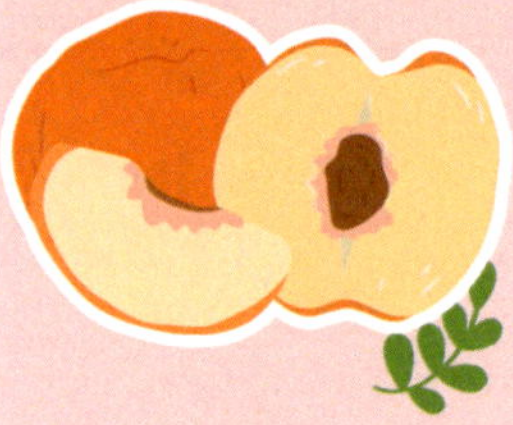

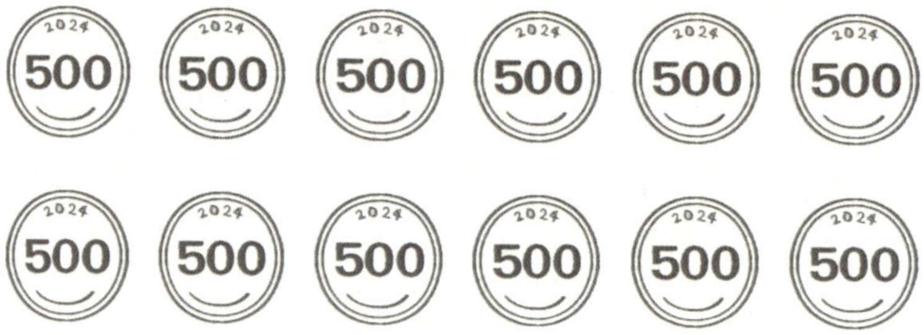

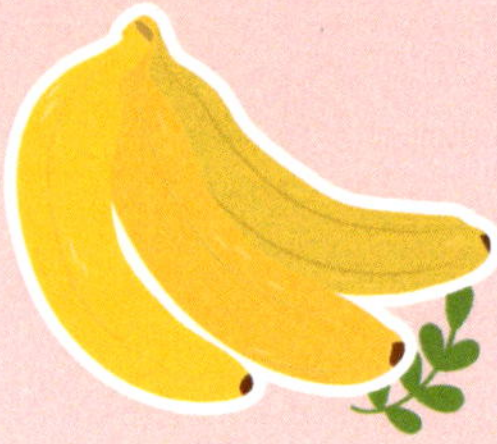

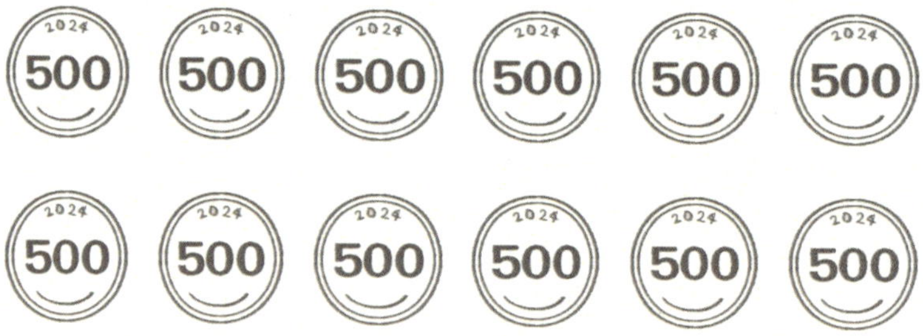

년   월   일   요일

내가 좋아하는 계절

아래의 질문을 읽고 질문의 답을 적어보세요.

✿ 내가 좋아하는 계절에 동그라미 하고, 좋아하게 된 이유를 적어보세요.

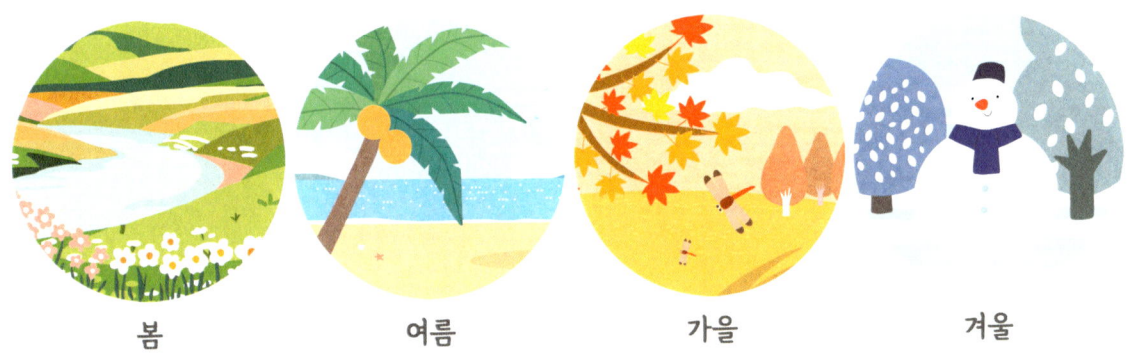

봄　　　　　여름　　　　　가을　　　　　겨울

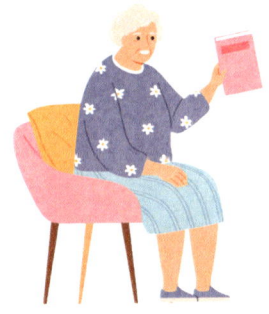

✿ 내가 좋아하는 계절에 나는 주로 어떤 일을 하나요?

✿ 좋아하는 계절과 얽힌 추억을 떠올려 보고, 아래에 내용을 적어보세요.

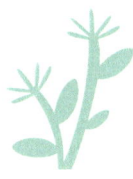

년 월 일 요일

최근에 만난 사람

아래의 질문을 읽고 질문의 답을 적어보세요.

❋ 가장 최근에 만난 사람은 누구인가요?

_____

_____

❋ 가장 최근에 약속을 다녀온 건 언제인가요?

_____

_____

❋ 만나고 싶은 사람을 떠올려 보고, 만나면 무엇을 하고 싶은지 적어보세요.

만나고 싶은 사람이 있으신가요?
용기를 내어 문자나 전화를 남겨보세요.

기억하기 1

빈칸에 알맞은 글자를 써넣어 동물의 이름을 완성하고, 동물들을 기억해 보세요.

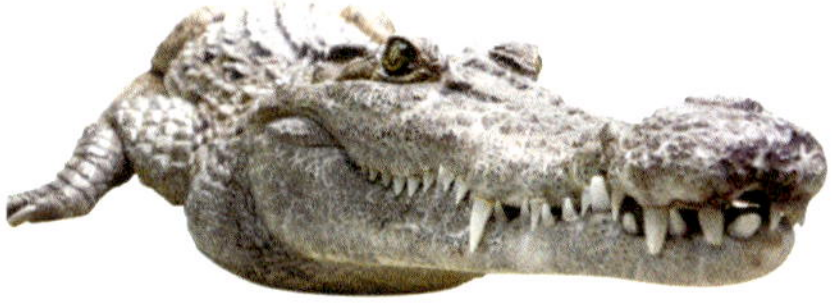

☐ 어

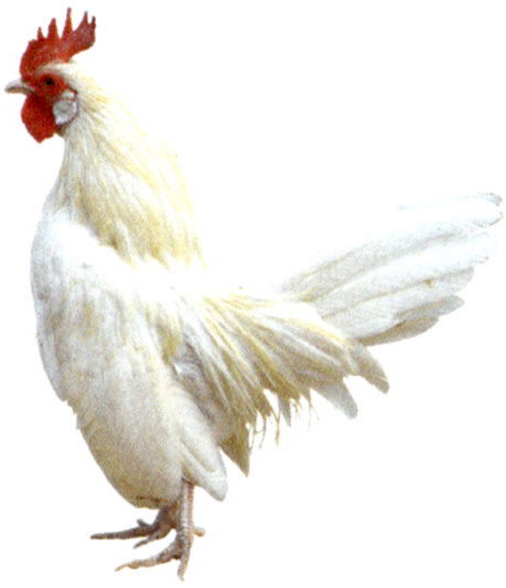

☐ ☐

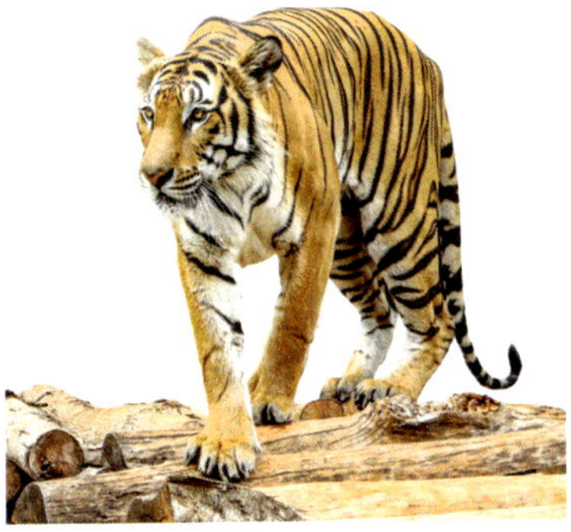

☐ ☐ 이

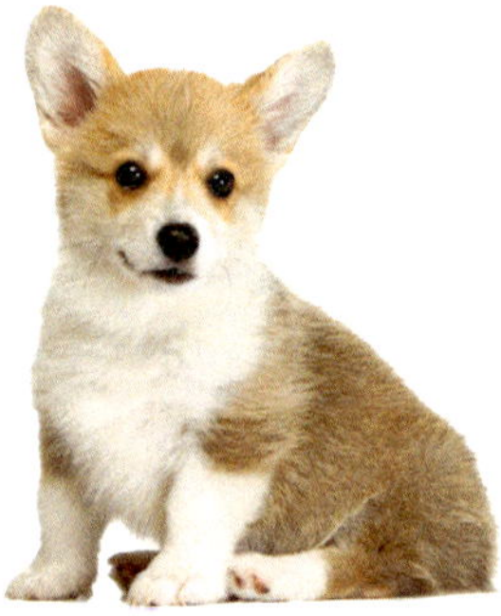

☐ ☐ ☐

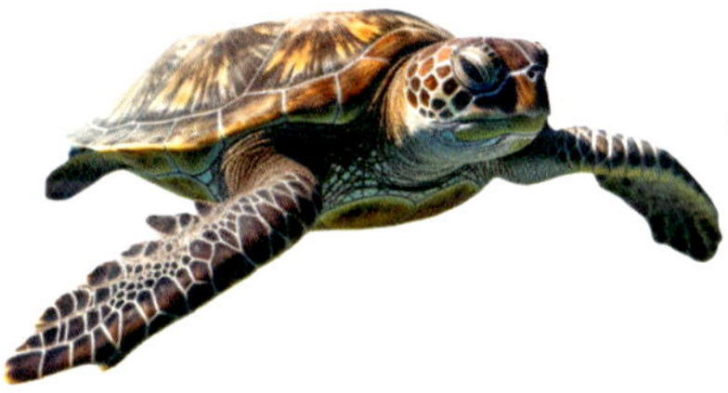

☐ ☐ 이

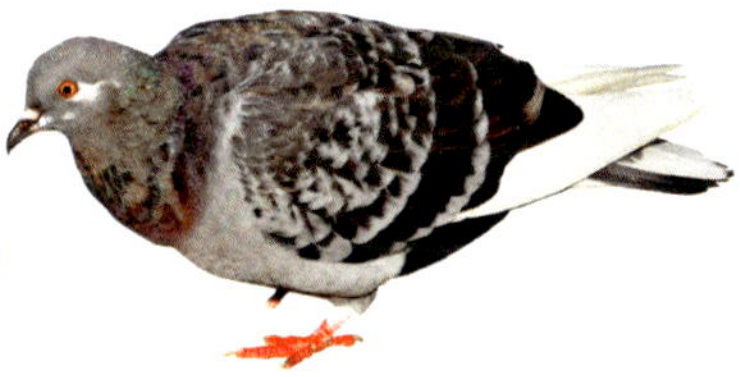

☐ ☐ ☐

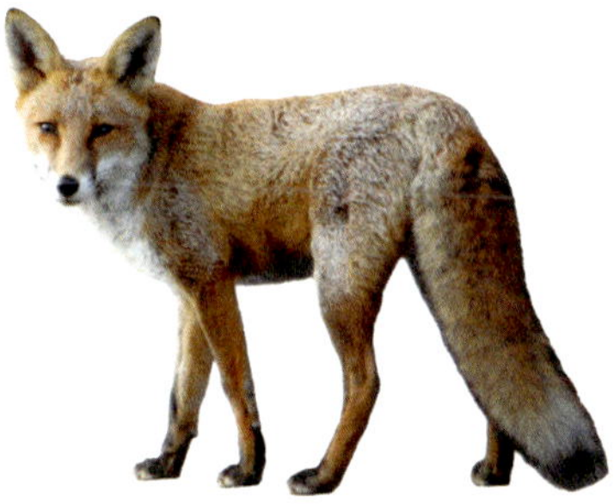

☐ ☐

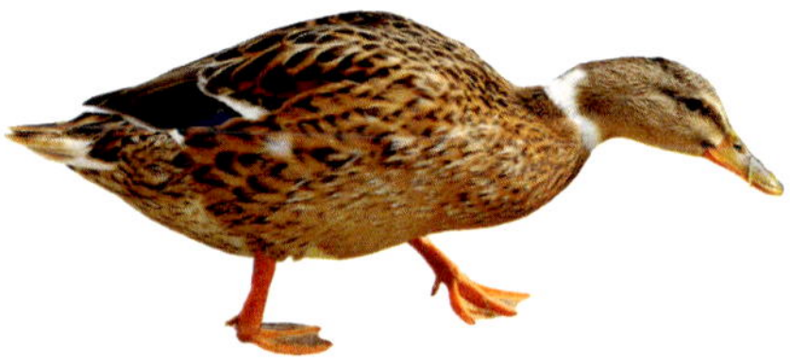

☐ 리

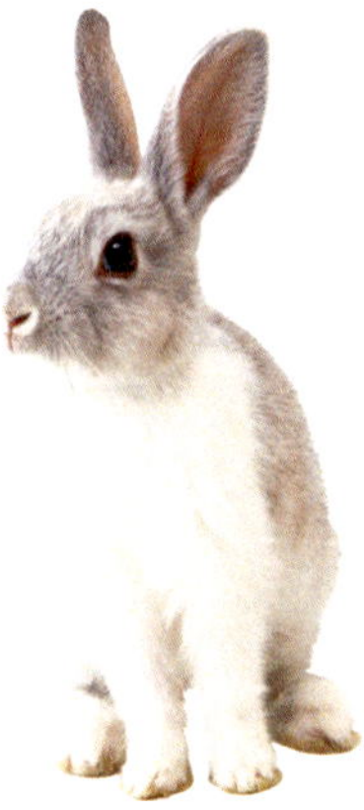

☐ ☐

년 월 일 요일

기억하기 2

앞 장을 잘 기억해 보고, 앞 장에 없었던 동물을 찾아 동그라미 해보세요.

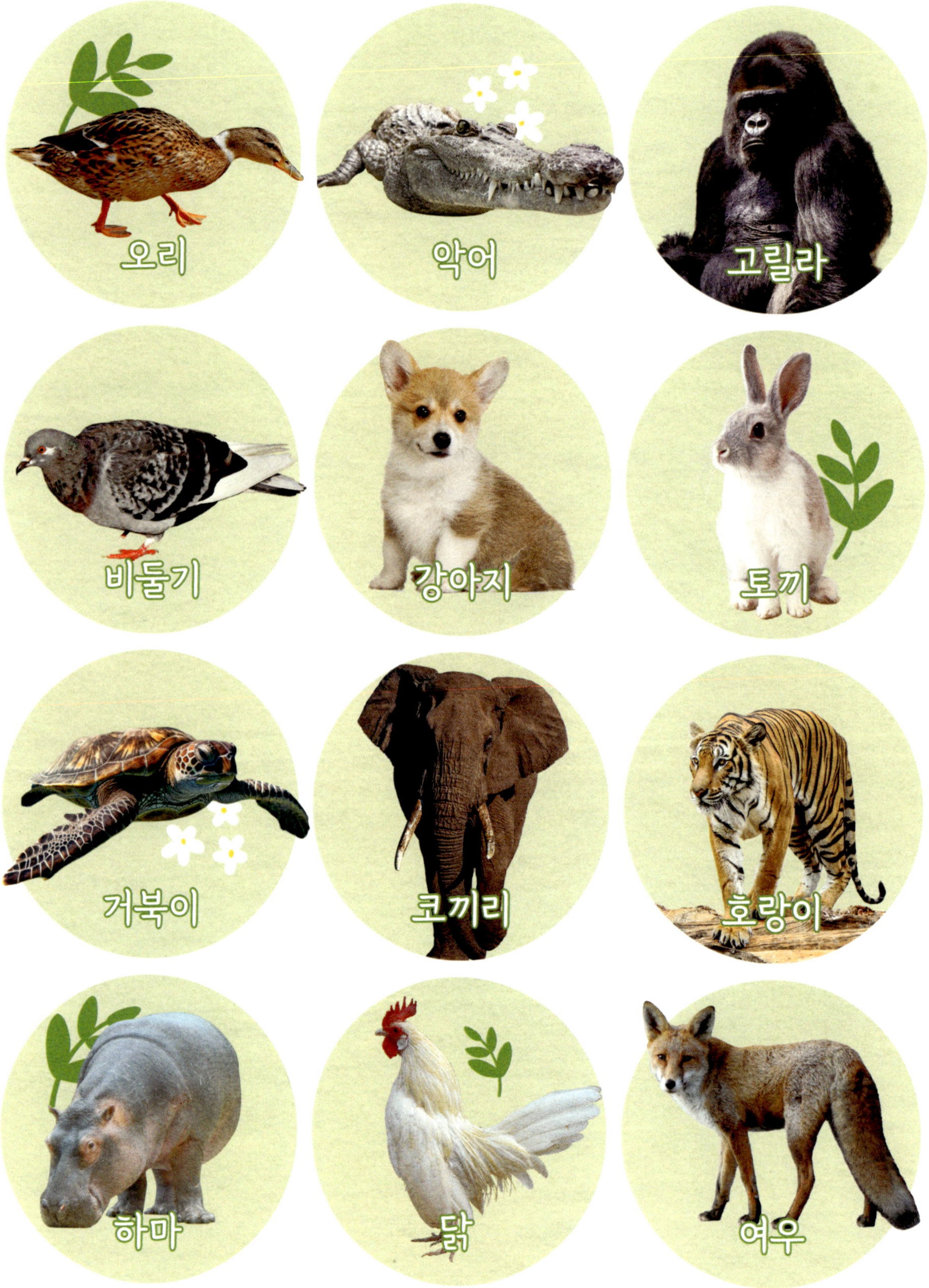

오리
악어
고릴라
비둘기
강아지
토끼
거북이
코끼리
호랑이
하마
닭
여우

년 월 일 요일

나만의 나무

자유롭게 나무를 꾸며, 나만의 나무를 완성해 보세요.

예시

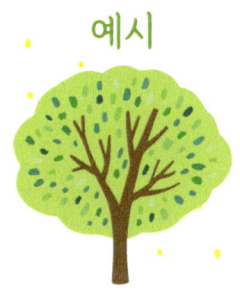

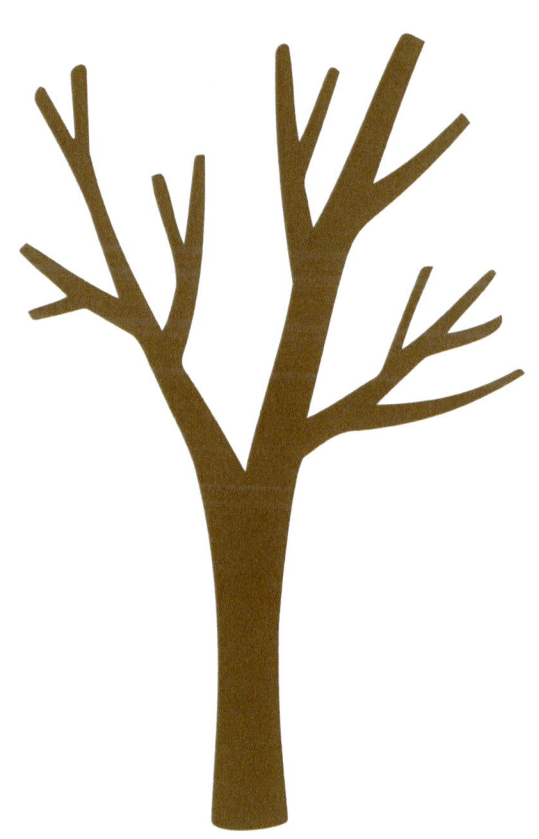

❁ 어느 계절을 생각하며 나무를 꾸몄나요?

❁ 내가 만든 나무에 이름을 붙여보세요.

노래 따라 부르기

우리나라의 전통민요 '진도 아리랑'을 직접 불러보세요.

진도 아리랑

전통민요

아리 아리랑 쓰리 쓰리랑 아라리가 났네
아리랑 응응응 아라리가 났네

문경새재는 웬 고갠가
구부야 구부구부가 눈물이로다

아리 아리랑 쓰리 쓰리랑 아라리가 났네
아리랑 응응응 아라리가 났네

약산 동대 진달래꽃은
한 송이만 피어도 모두 따라 피네

아리 아리랑 쓰리 쓰리랑 아라리가 났네
아리랑 응응응 아라리가 났네

나 돌아간다 내가 돌아간다
떨떨거리고 내가 돌아간다

아리 아리랑 쓰리 쓰리랑 아라리가 났네
아리랑 응응응 아라리가 났네

년 월 일 요일

고통을 완화해 주는 지압

아래 지압 부위를 보고 뭉친 근육을 풀어보세요.

지압은 특정한 신체 부위를 자극하여
근육의 긴장을 풀어주거나, 통증을 일부 완화시켜줍니다.
아래의 부위들을 참고하여, 뭉친 근육들을 풀어보아요.

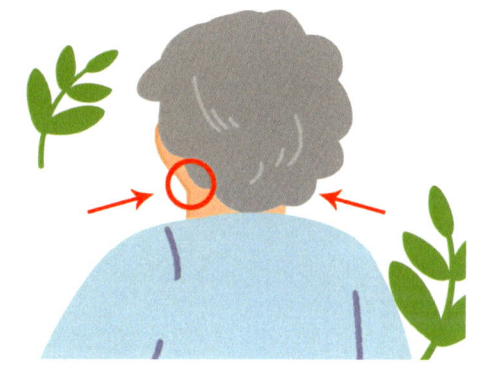

❋ 풍지혈

목뒤에서 양옆에 떨어진 오목한 부위로
두통을 완화하는 데 도움을 줍니다.

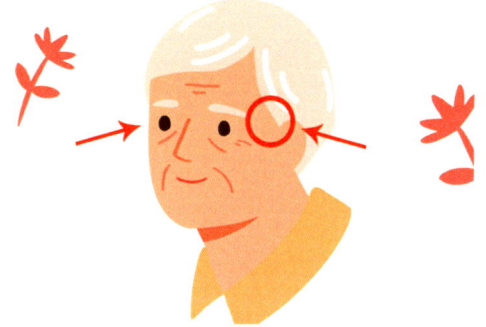

❋ 태양혈

관자놀이에 있는 혈로 편두통이나
두통을 완화할 수 있습니다.

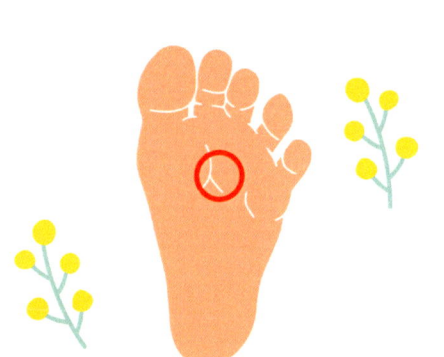

❋ 용천혈

발바닥에서 움푹 들어가는 부위로
혈액순환에 도움을 줍니다.

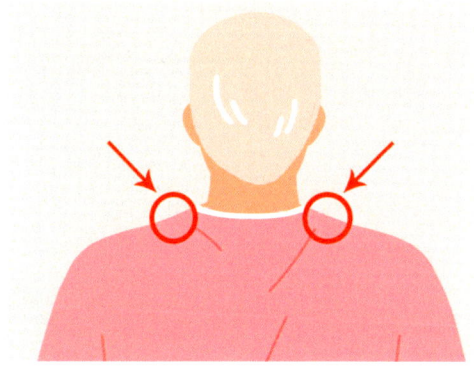

❋ 견정혈

어깨에서 가장 높은 부위로
어깨 통증 완화에 도움을 줍니다.

년   월   일   요일

나만의 버킷리스트 작성하기

아래의 내용을 읽고, 나만의 버킷리스트를 만들어 보세요.

'버킷 리스트'란 죽기 전에 한 번쯤 꼭 해보고 싶은
'소망 목록'을 뜻하는 신조어입니다.
나의 소망을 아래에 적어보고 천천히 실천해 보세요.

번호	내가 이루고 싶은 것	달성일
1		
2		
3		
4		
5		
6		
7		
8		
9		
10		
11		
12		
13		

년 월 일 요일

물건의 그림자

상자 안의 그림자를 보고, 겹친 물건을 모두 찾아 동그라미 해보세요.

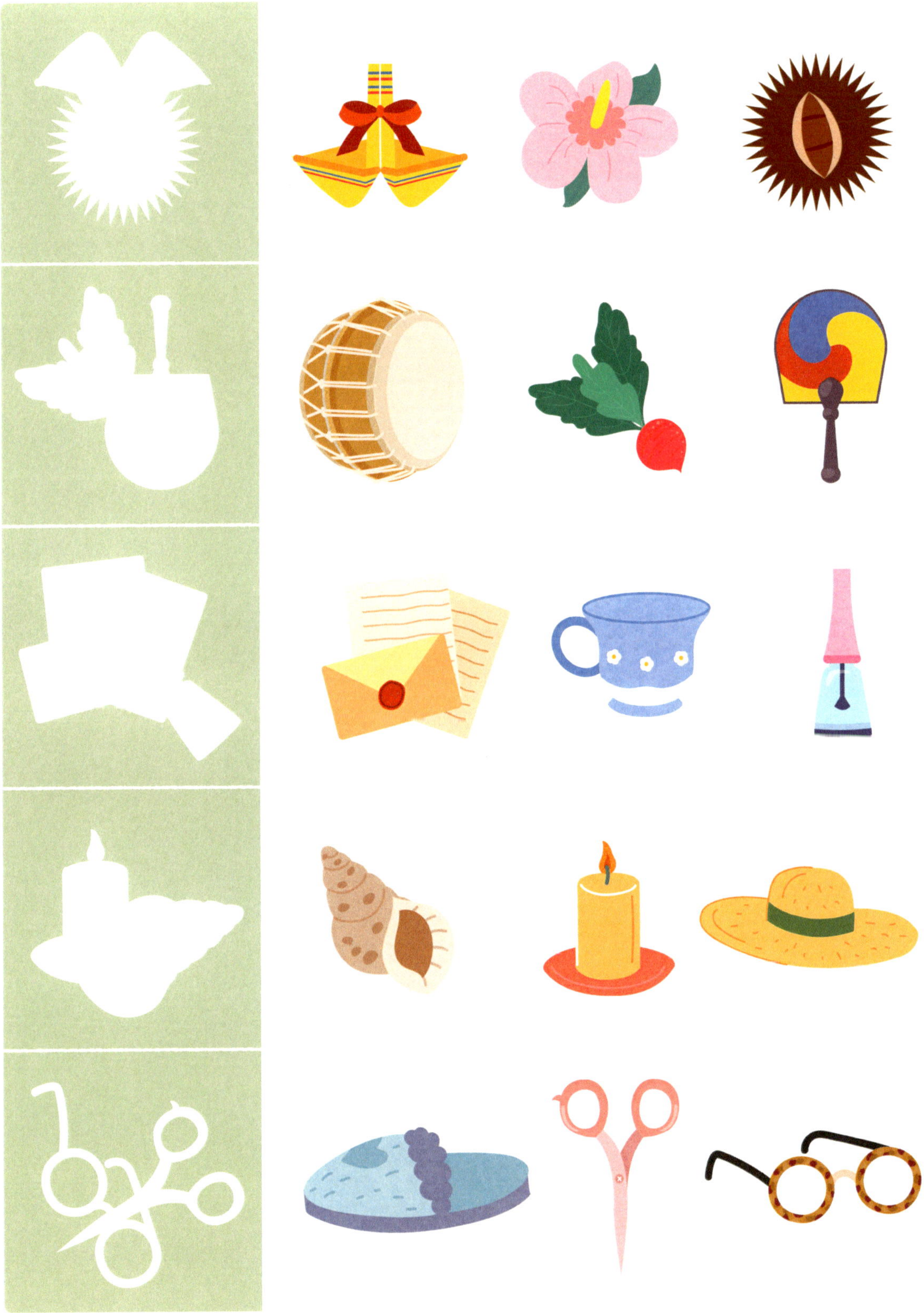

년 월 일 요일

토끼와 거북이

동화 토끼와 거북이를 읽어보세요.

 옛날 옛날, 어느 숲속에 토끼와 거북이가 살고 있었습니다. 토끼는 숲속에서 본인이 가장 빠르다며 뽐내기를 좋아했고, 자부심을 느끼고 있었습니다.

 어느 날이었습니다. 토끼에게 엉금엉금 기어가는 거북이가 보였습니다. 토끼가 보기에 거북이는 무척 느렸기에, 토끼는 거북이를 느림보라며 놀렸습니다. 그러자 거북이는 화가 나 토끼에게 달리기 경주를 하자며 제안했습니다.

"토끼야, 나와 산꼭대기 나무까지 달리기 경주를 하자."

"좋아. 보나 마나 내가 이길 텐데."

토끼는 거북이를 무시하며 이 제안을 받아들였습니다. 달리기 경주를 시작하자 토끼는 깡충깡충 뛰어갔고, 거북이는 엉금엉금 뒤따르기 시작했습니다. 거북이가 보이지도 않을 만큼 거리가 벌어지자, 토끼는 안심하여 나무그늘에서 낮잠을 자기로 했습니다. 그동안 거북이는 꾸준히 포기하지 않고 달렸고, 토끼가 자는 동안 먼저 산꼭대기에 도착했습니다.

잠에서 깬 토끼는 이 모습을 보고 거북이를 황급히 따라갔지만, 이미 경주는 끝난 후였습니다. 토끼는 발을 구르며 후회했지만, 아무 소용이 없었습니다.

✿ 동화 '토끼와 거북이'를 읽고 어떤 생각을 했나요?

✿ 토끼처럼 후회하고 있는 일을 하단에 적어보고 마음을 비워보세요.

✿ 거북이처럼 꾸준히 노력하고 싶은 일을 하단에 적어보세요.

년 월 일 요일

반쪽 그림 그리기

대칭으로 그림을 완성한 후, 원하는 색으로 색칠해 보세요.

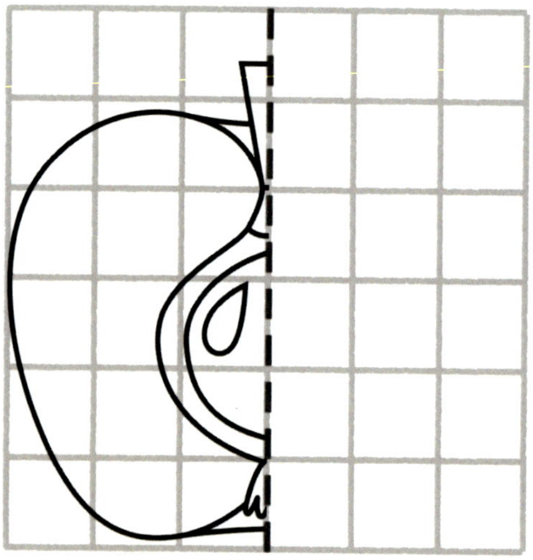

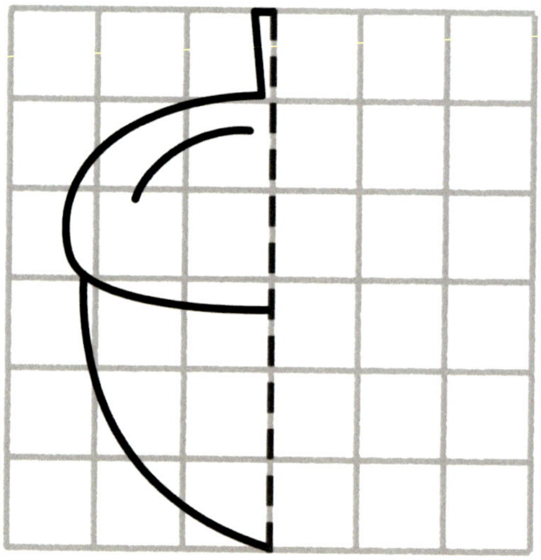

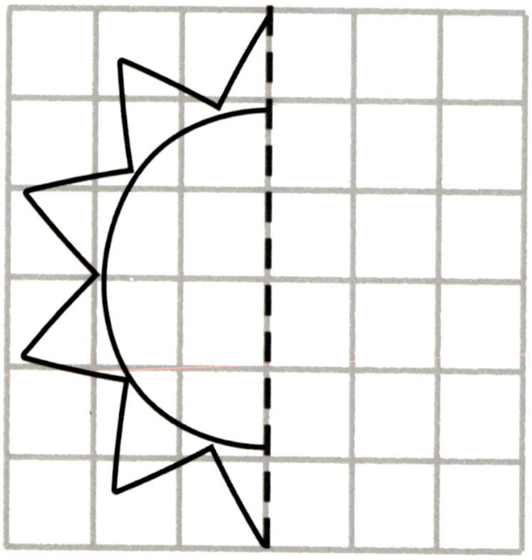

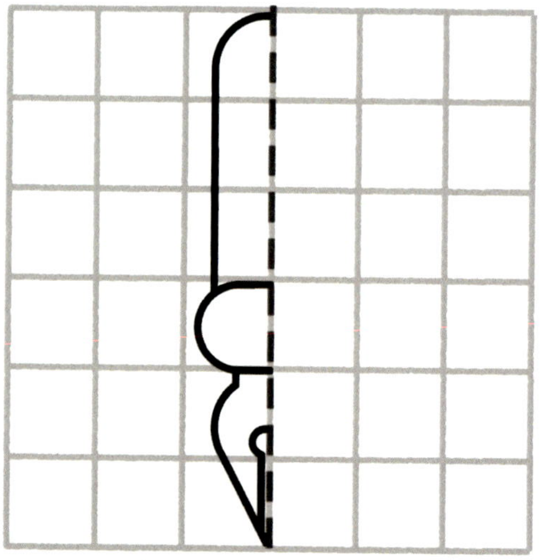

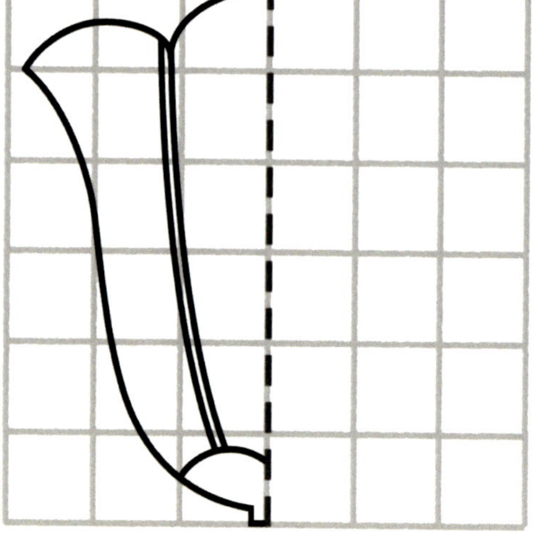

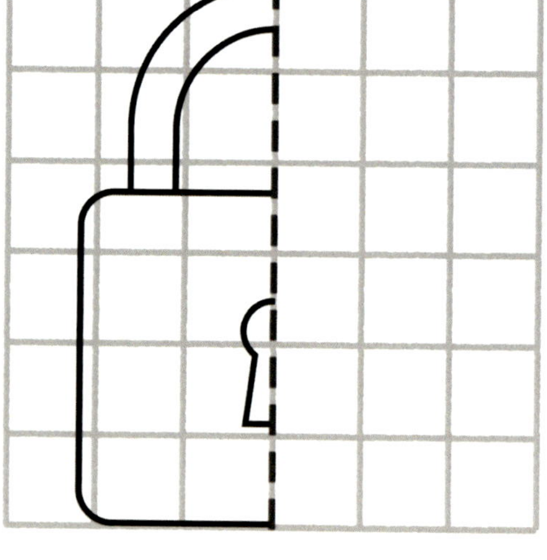

년   월   일   요일

나의 소중한 친구

나의 친구를 생각하며 아래 질문에 답해보세요.

✿ 생각나는 친구의 이름을 적어보세요.

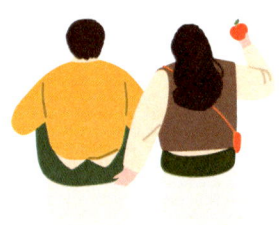

✿ 친구와 있던 추억 한 가지를 적어보세요.

✿ 친구에게 하고 싶은 말이 있나요? 전하고 싶은 말을 편지로 적어보세요.

년 월 일 요일

오늘의 옷차림

아래의 내용을 읽고, 답해보세요.

❀ 오늘 입은 옷에 모두 동그라미 해보고, 나의 옷차림을 설명해 보세요.

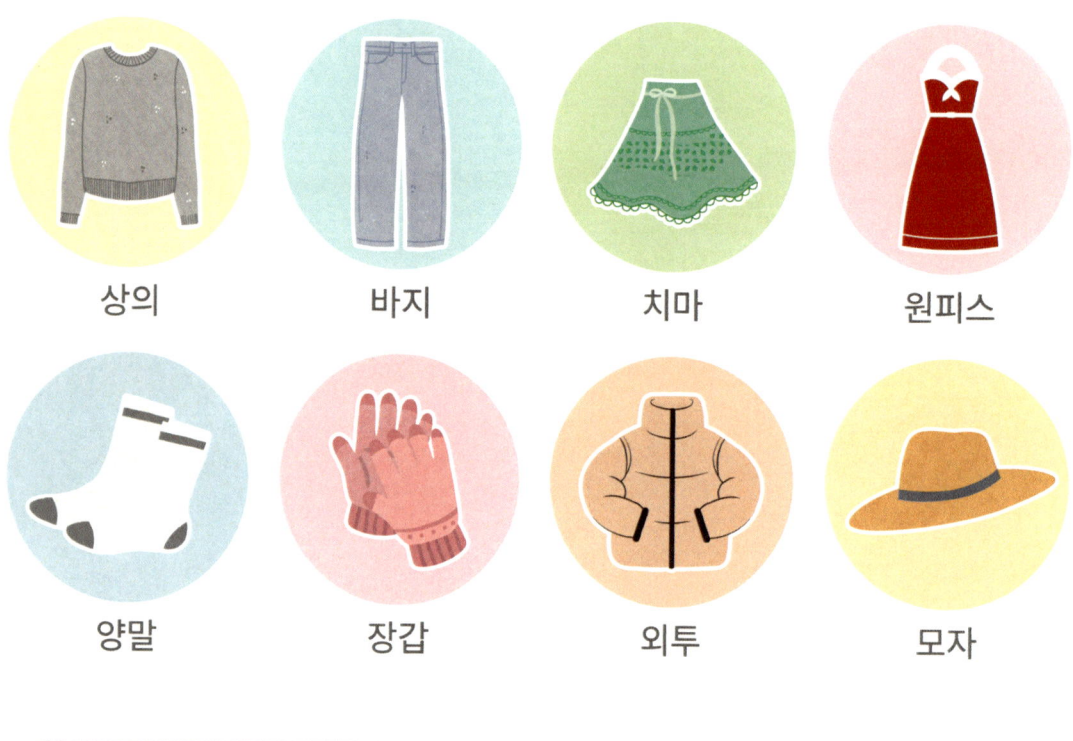

❀ 오늘의 옷차림에서 마음에 드는 점과 바꾸고 싶은 점을 적어보세요.

❀ 오늘 나의 옷차림에 대한 만족도만큼 별을 칠해보세요.

년　월　일　요일

나의 고향

아래의 내용을 읽고, 답해보세요.

❋ 나의 고향은 어디인가요?

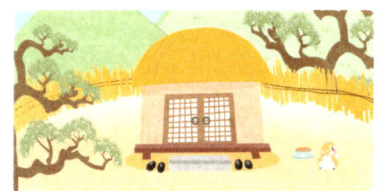

❋ 나의 고향에서 볼 수 있었던 풍경에 모두 동그라미 해보고,
　나의 고향 모습이 어떠한지 적어보세요.

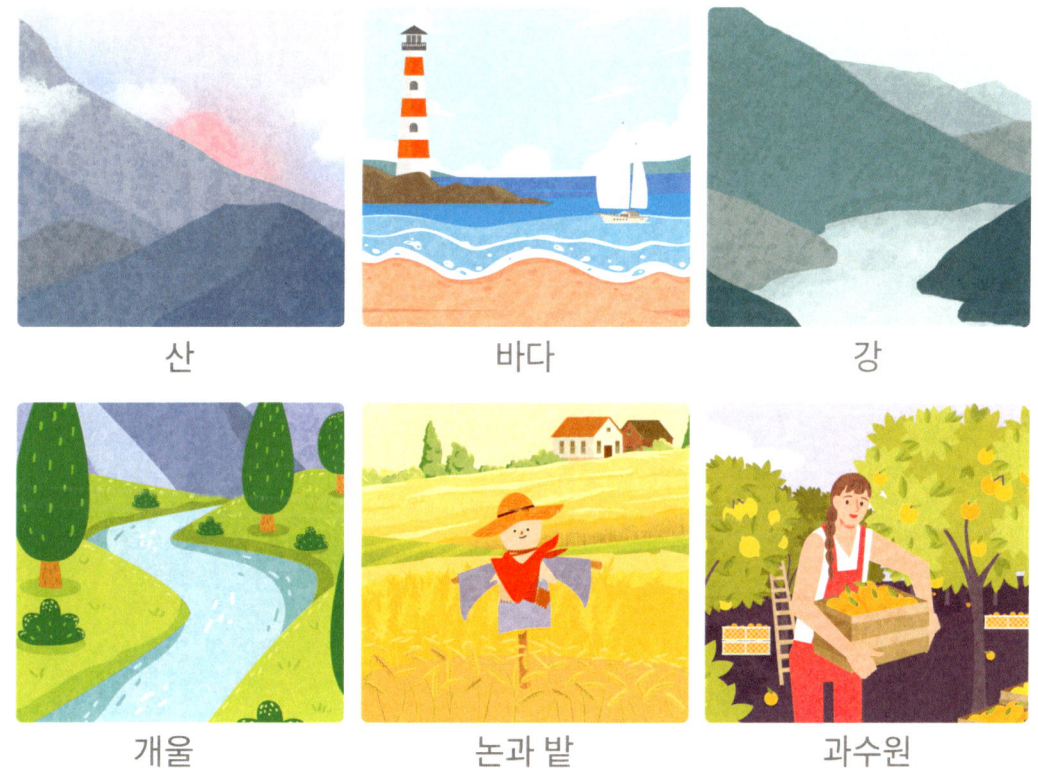

| 산 | 바다 | 강 |
| 개울 | 논과 밭 | 과수원 |

❋ 고향에서 자주 볼 수 있었던 식물을 떠올려보고,
　하단에 적어보세요.

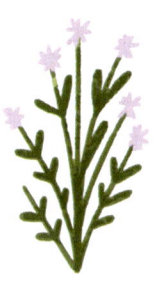

표 완성하기

〈보기〉를 참고하여 그림을 그려 보고, 표를 완성해 보세요.

년 월 일 요일

	노란색	주황색	연두색
은행잎	〈보기〉		
팽이			
꽃			
감			

년　월　일　요일

즐거운 요리교실

하단에 나만의 달걀 요리조리법을 적어보세요.

❋ 달걀 장조림 만들기

주요 재료: 달걀

조림장 재료:

간장, 설탕, 물, 청주

* 양과 기호에 따라 재료를 추가하거나 바꿀 수 있어요.

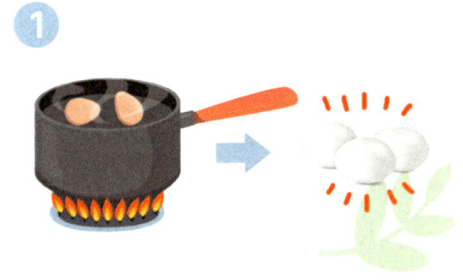

① 달걀을 삶은 후 껍질을 벗깁니다.

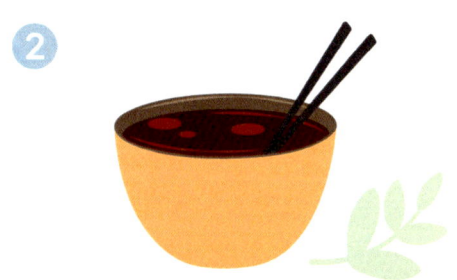

② 조림장 재료를 모두 넣고 잘 섞이도록 저어 조림장을 만들어줍니다.

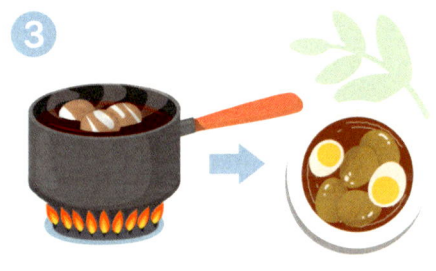

③ 냄비에 달걀과 조림장을 넣고, 약불에서 충분히 조려주면 완성!

❋ 내가 잘하는 달걀 요리가 있나요? 하단에 조리법을 적어보세요.

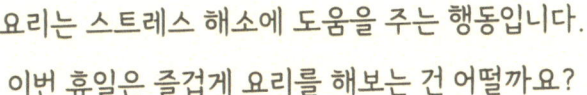

요리는 스트레스 해소에 도움을 주는 행동입니다.
이번 휴일은 즐겁게 요리를 해보는 건 어떨까요?

그림 완성해 보기

세모 모양을 이용해 자유롭게 그림을 완성해 보세요.

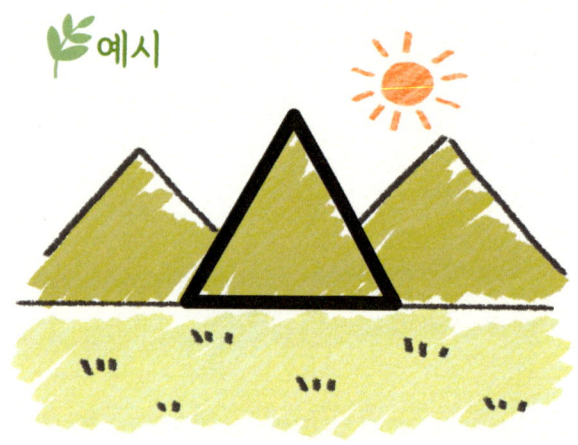

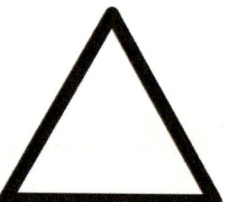

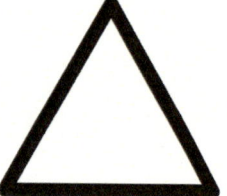

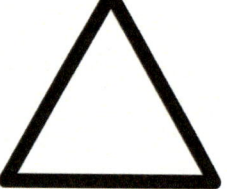

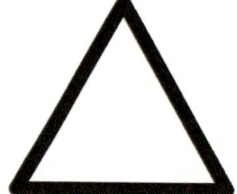

힌트 1. **자른 수박** 모양을 닮았어요.
힌트 2. **오징어의 몸통**과 닮았어요.

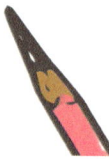

년 월 일 요일

일상에서 감사한 마음 찾기

아래의 내용을 읽고, 답해보세요.

무언가를 감사하는 마음은 스트레스를 낮추는 데 도움이 됩니다.
아주 사소한 것이라도 좋으니, 오늘부터 감사하고
행복하다고 느낀 것들을 찾아보면 어떨까요?

❋ 나 자신에게 감사한 점을 적어보세요.

❋ 일상에서 감사하고 행복하다고 느낀 것들을 5개 이상 적어보세요.

년 월 일 요일

몸이 시원해지는 스트레칭

아래 스트레칭 동작을 보고 따라 해보세요.

꾸준한 운동은 신체적, 정신적 건강에 긍정적인 도움을 줍니다.
걷기나 스트레칭 등 간단한 운동부터 천천히 시작해 보세요.

❀ 어깨 스트레칭

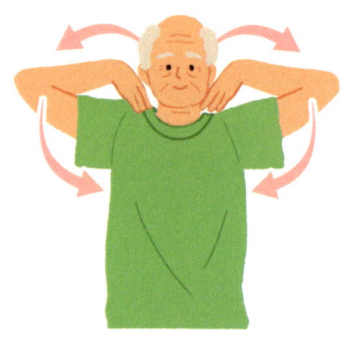 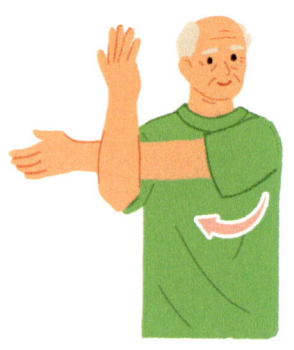 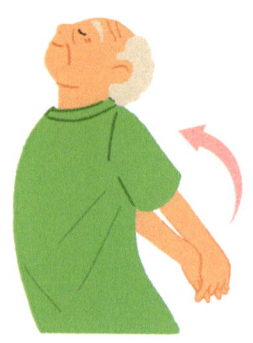

| 손을 어깨에 대고 원을 그리며 관절을 돌립니다. | 팔을 몸 쪽으로 천천히 당겨 충분히 풀어줍니다. | 등 뒤로 두 손을 맞잡고 위로 올립니다. |

❀ 허리 스트레칭

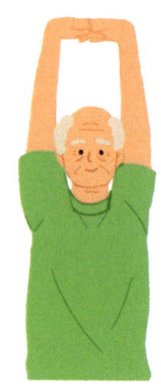 → 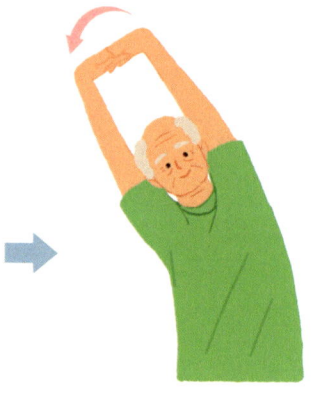 →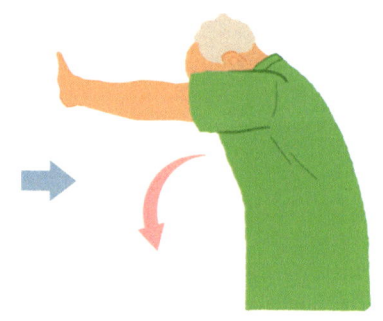

손으로 깍지를 끼고 머리 위로 천천히 내뻗습니다.

그 상태로 허리를 좌우로 굽혀 스트레칭합니다.

손바닥이 앞을 향하도록 내밀어 스트레칭합니다.

년 월 일 요일

초성으로 단어 만들기

주어진 단어의 초성을 찾고, 초성으로 단어를 만들어 보세요.

예시

장어 ▶ 직 업 ▶ 자 유

① 사과 ▶ ☐☐ ▶ ☐☐

② 미래 ▶ ☐☐ ▶ ☐☐

③ 행복 ▶ ☐☐ ▶ ☐☐

④ 기억 ▶ ☐☐ ▶ ☐☐

⑤ 친절 ▶ ☐☐ ▶ ☐☐

⑥ 이름 ▶ ☐☐ ▶ ☐☐

년 월 일 요일

똑같이 그리기

왼쪽 그림을 보고 오른쪽에 똑같이 따라 그려 보세요.

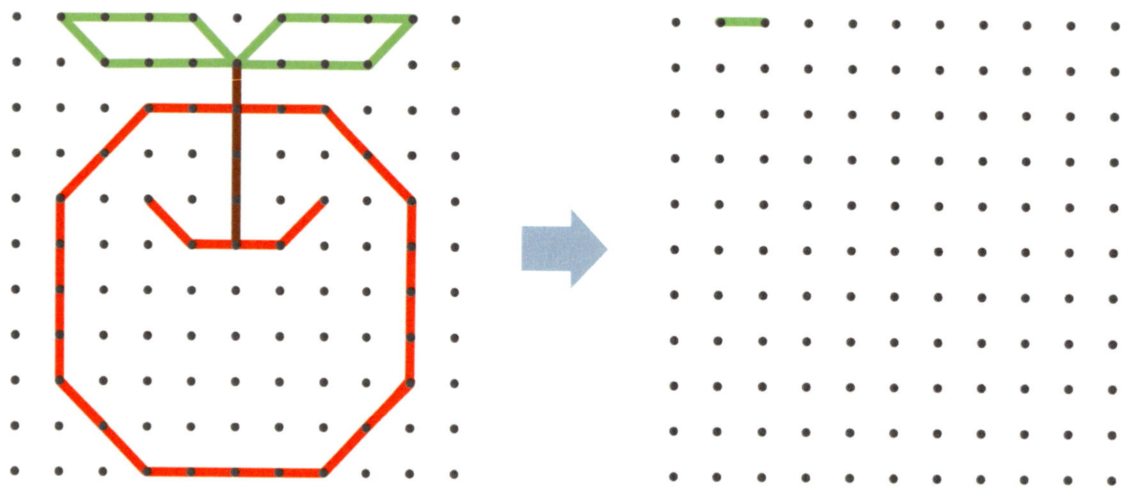

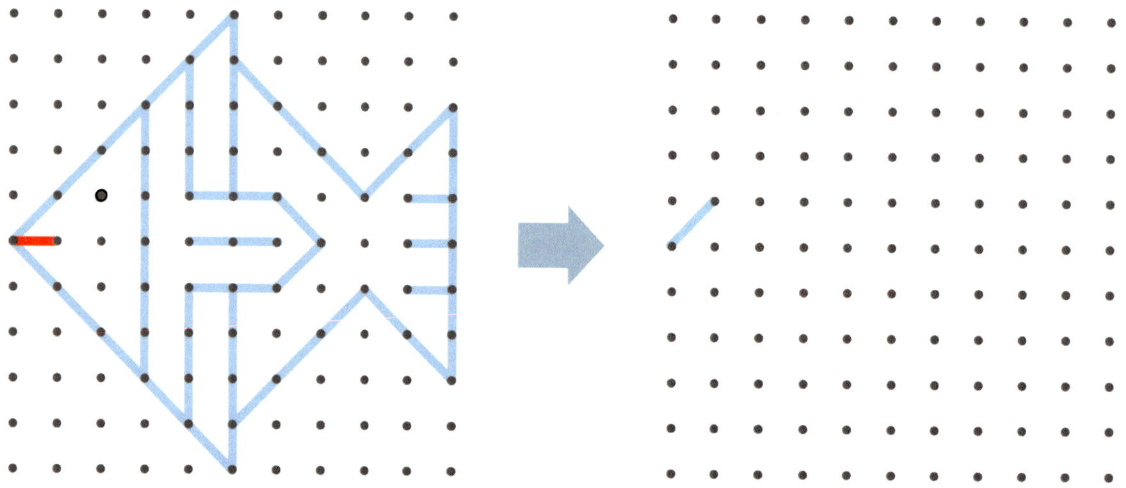

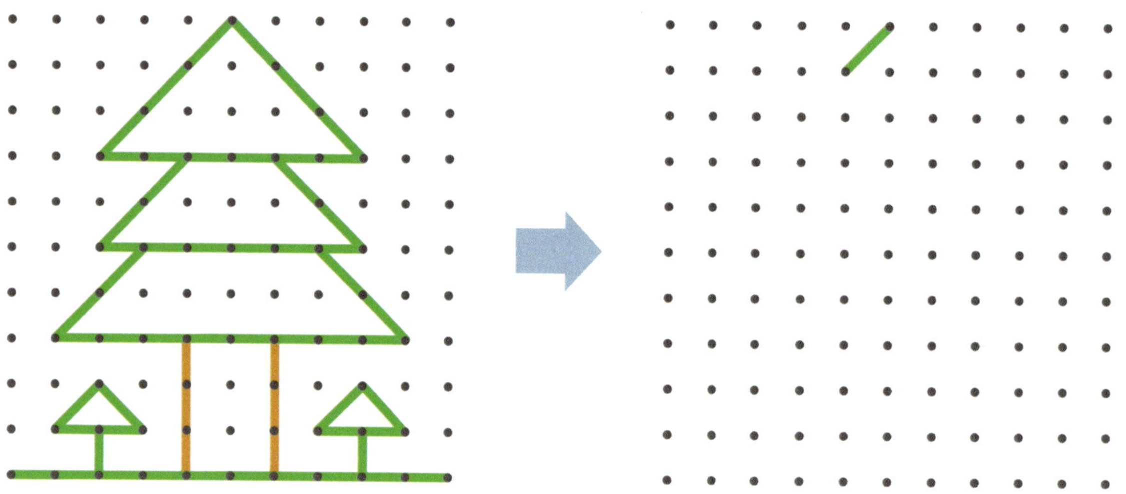

년   월   일   요일

나의 일주일 계획표

아래의 내용을 읽고, 나만의 일주일 계획표를 만들어 보세요.

불규칙한 생활을 하면 무기력감을 느끼기 쉬우므로,
우울증을 예방하기 위해서는 규칙적인 생활을 하는 것이 중요합니다.
비슷한 시간에 취침을 하는 등 쉬운 것부터 천천히 도전해 봅시다.

❋ 나만의 목표를 세워보고, 실천한 것에 동그라미 표시해 봅시다.

나의 목표	월	화	수	목	금	토	일
(예시) 아침 먹기							

❋ 일주일간 목표를 실천해 보고, 하단 내용을 작성해 보세요.

목표에 도전한 소감은 어떤가요?	
기억에 남는 일을 적어보세요.	
다음 주에 실천할 일을 적어보세요.	

년 월 일 요일

시 따라 쓰기

아래의 시를 소리 내어 읽어 보고, 하단에 따라 적어 보세요.

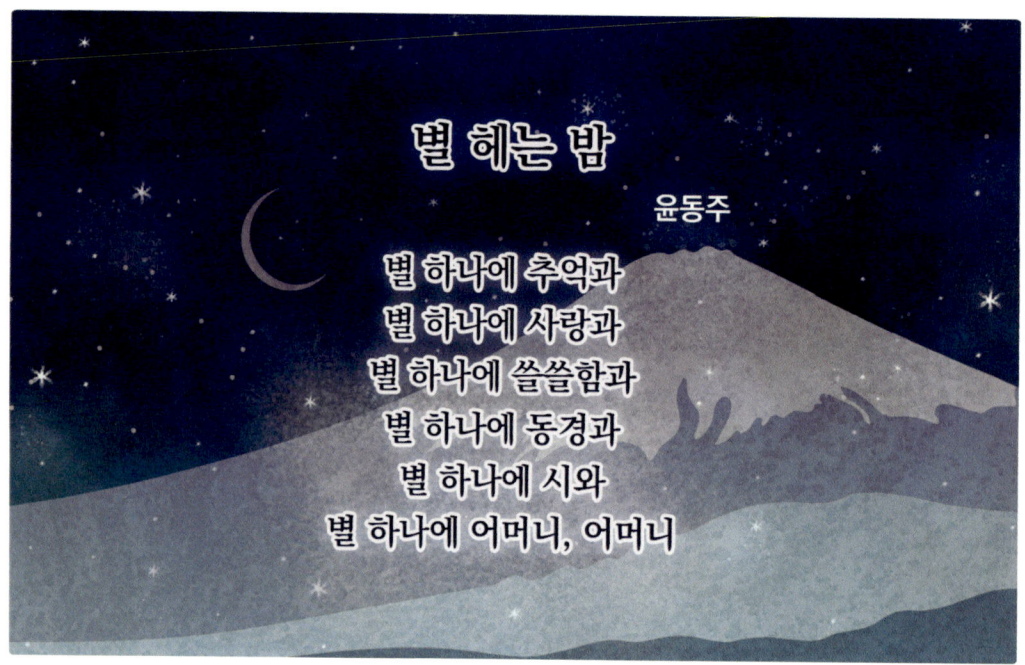

❁ 시에 대해 느낀 점을 얘기해 보고, 하단에 시를 따라 적어보세요.

❁ 어머니를 떠올려 보고, 어머니와 관련된 추억을 적어보세요.

규칙 적용하기

제시된 규칙을 따라 빈칸에 그림을 그려보세요.

〈예시〉

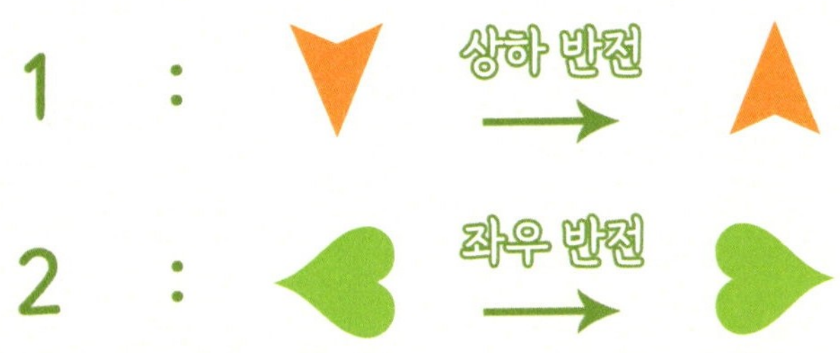

1 : ▼ →상하 반전→ ▲

2 : ◄♥ →좌우 반전→ ♥►

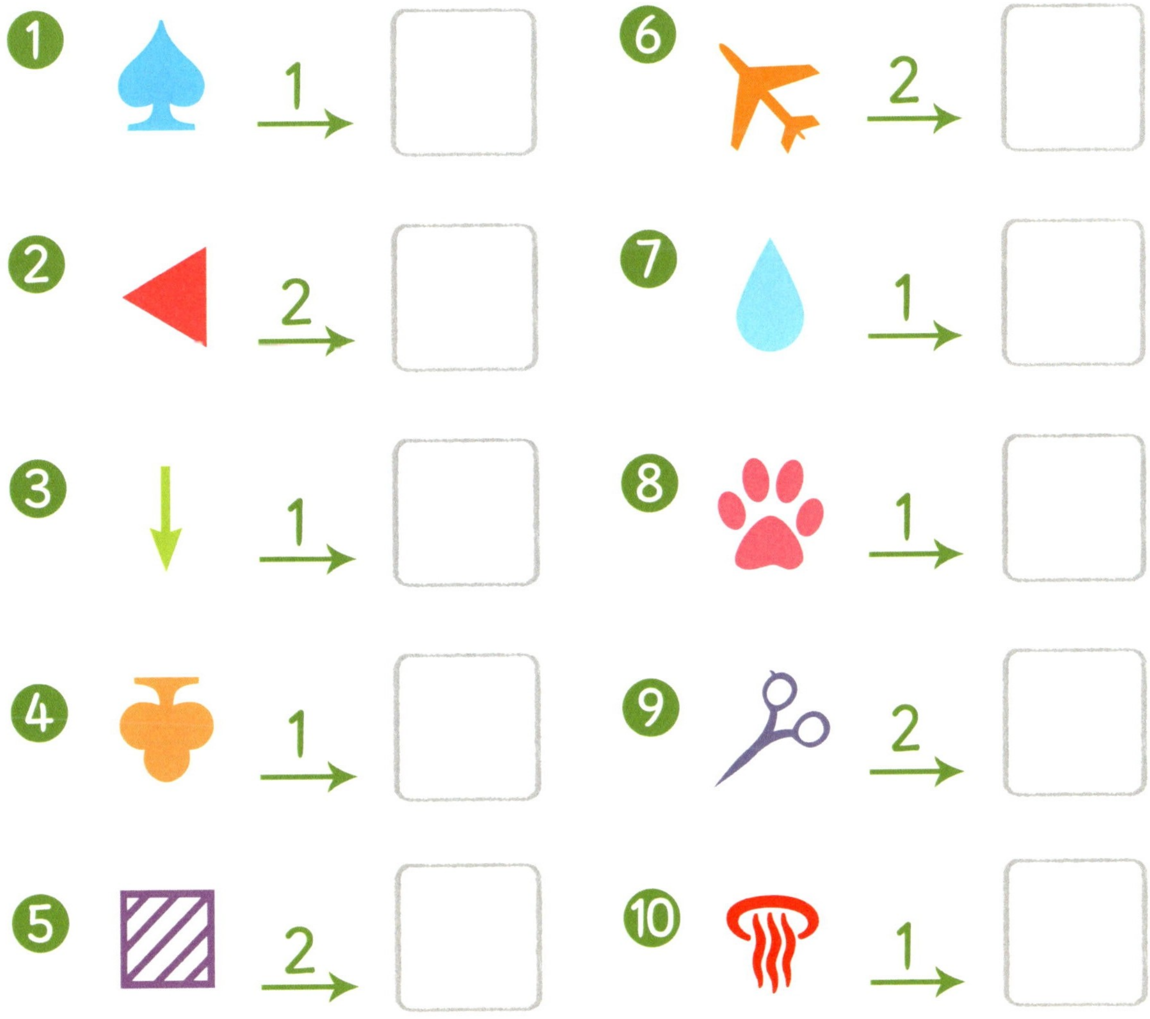

① ♠ →1→ ☐   ⑥ ✈ →2→ ☐

② ◄ →2→ ☐   ⑦ 💧 →1→ ☐

③ ↓ →1→ ☐   ⑧ 🐾 →1→ ☐

④ ♣ →1→ ☐   ⑨ ✂ →2→ ☐

⑤ ▨ →2→ ☐   ⑩ 🪼 →1→ ☐

년 월 일 요일

칠교놀이

칠교를 자른 후 다양한 모양으로 만들어 보세요.

🌿 **예시 모양**

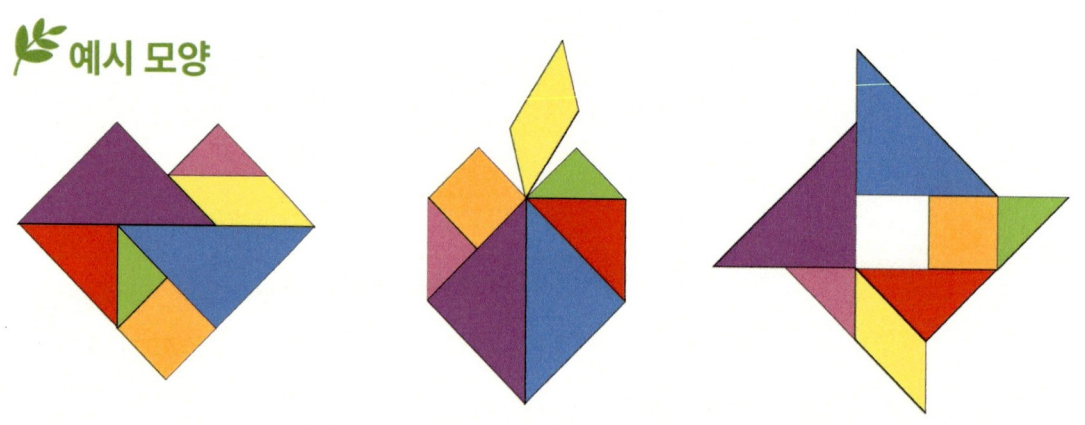

이외에도 다양한 모양을 만들어보아요.

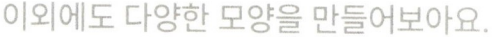

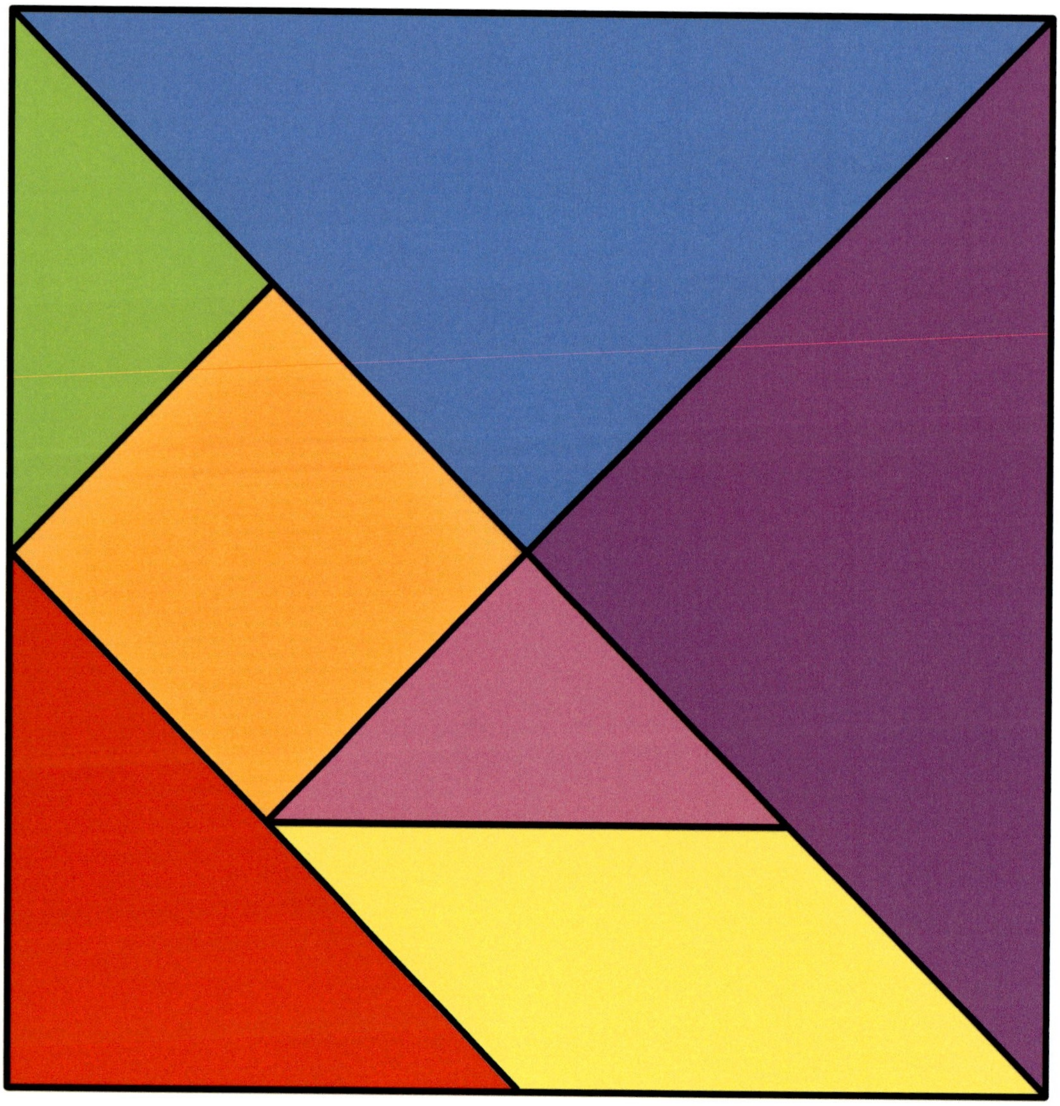

년 월 일 요일

감사 일기

솔직하고 자유롭게 감사 일기를 적어보세요.

감사 일기 쓰는 법

첫 번째. 오늘 하루를 천천히 되돌아보세요.

두 번째. 오늘 있던 감사한 일을 떠올려 보세요.

세 번째. 한 줄이라도 좋으니, 떠올린 내용을 적어보세요.

❋ 오늘 있었던 감사한 일과 감사한 대상에 대해 적어보세요.

❋ 위의 내용을 왜 감사하다고 느꼈는지 적어보세요.

❋ 스스로에게 감사한 점을 적어보세요.

정답

p.4

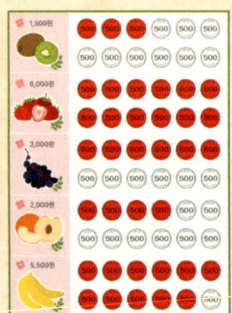

p.7

악어
닭
호랑이
강아지
거북이
비둘기
여우
오리
토끼

p.8

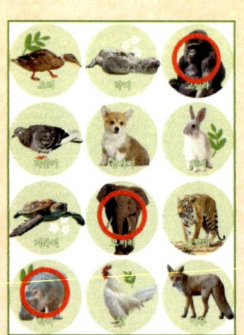

p.13

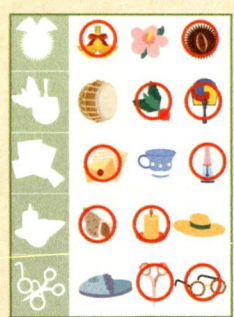

p.16

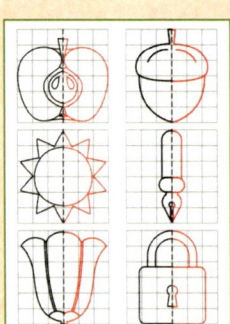

p.20

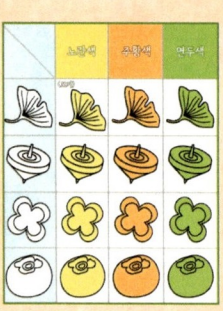

p.29

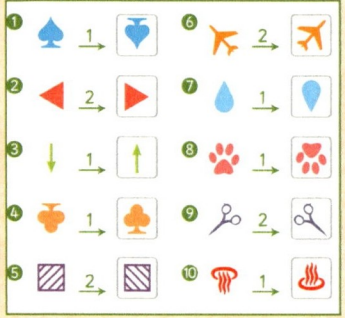